BEI GRIN MACHT SICH IHR WISSEN BEZAHLT

AF168008

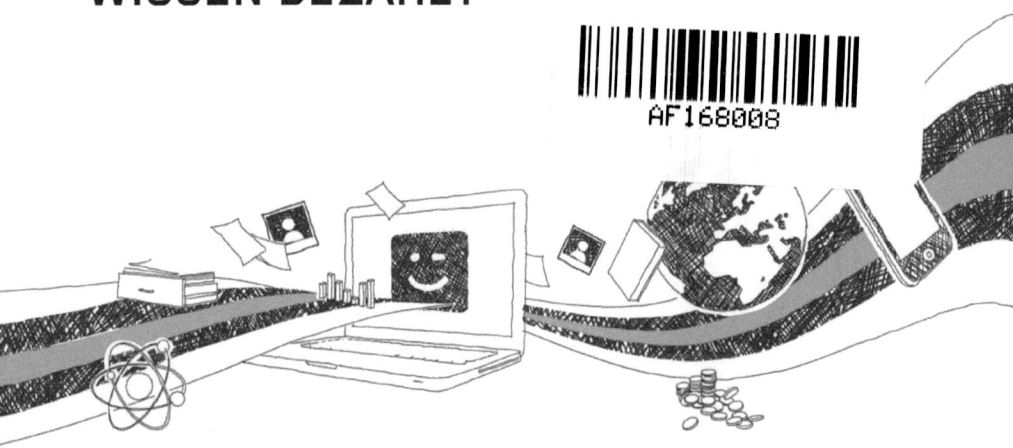

- Wir veröffentlichen Ihre Hausarbeit,
  Bachelor- und Masterarbeit

- Ihr eigenes eBook und Buch -
  weltweit in allen wichtigen Shops

- Verdienen Sie an jedem Verkauf

Jetzt bei www.GRIN.com hochladen und kostenlos publizieren

GRIN

Bibliografische Information der Deutschen Nationalbibliothek:

Die Deutsche Bibliothek verzeichnet diese Publikation in der Deutschen National-
bibliografie; detaillierte bibliografische Daten sind im Internet über http://dnb.d-
nb.de/ abrufbar.

Impressum:

Copyright © 2020 GRIN Verlag
Druck und Bindung: Books on Demand GmbH, Norderstedt Germany
ISBN: 9783346460097

Dieses Buch bei GRIN:

https://www.grin.com/document/1030609

Alina Flum

Die Mindestmengenregelung im Gesundheitswesen. Ein Regulierungsinstrument zur Qualitätssicherung?

GRIN Verlag

GRIN - Your knowledge has value

Der GRIN Verlag publiziert seit 1998 wissenschaftliche Arbeiten von Studenten, Hochschullehrern und anderen Akademikern als eBook und gedrucktes Buch. Die Verlagswebsite www.grin.com ist die ideale Plattform zur Veröffentlichung von Hausarbeiten, Abschlussarbeiten, wissenschaftlichen Aufsätzen, Dissertationen und Fachbüchern.

Besuchen Sie uns im Internet:

http://www.grin.com/

http://www.facebook.com/grincom

http://www.twitter.com/grin_com

bbw Hochschule
Sommersemester 2020
Wirtschaftswissenschaften mit Spezialisierung Gesundheitsmanagement
Hausarbeit 1

Mindestmengenregelung in Deutschland

Vorgelegt von: Alina Flum

Inhaltsverzeichnis

Abkürzungsverzeichnis

Abs.	Absatz
bzw.	beziehungsweise
G-BA	Gemeinsamer Bundesausschuss
GKV	Gesetzliche Krankenversicherung
MDK	Medizinischer Dienst
Nr.	Nummer
SGB	Sozialgesetzbuch
OPS	Operation- und Prozesdurenschlüssel

Abbildungsverzeichnis

1. Einleitung

„Übung macht den Meister" ist nicht nur ein Sprichwort, sondern gilt insbesondere bei komplexen planbaren Operationen im stationären Bereich. Aus diesem Grund hat der Gemeinsame Bundesausschuss im Jahr 2004 besonders komplexe Operationen mit einer Mindestmenge reglementiert. Eine Mindestmenge von bestimmten Operationen ist innerhalb eines vorgeschriebenen Zeitraumes zu erzielen und wird von den Landesverbänden der Krankenkassen und Ersatzkassen kontrolliert. Ziel ist es, anspruchsvolle Behandlungen aus Gründen der Qualitätssicherung nur von solchen Krankenhäusern beziehungsweise Ärzten durchführen zu lassen, die ausreichend Erfahrung und Routine haben. Der Gedanke dahinter: Wer diese Eingriffe häufig erbringt, führt diese auch sicher aus.

Es stellt sich aber die Frage, ob durch die Reglementierung der Mindestmengen eine wirksame Qualitätssicherung erreicht wird? Und wieso die Umsetzung dieser Vorschrift trotzdem kontrovers diskutiert wird?

Qualitätssicherung ist eine entscheidende Voraussetzung für ein transparentes Gesundheitswesen. Alle deutschen Krankenhäuser sind verpflichtet, an Maßnahmen zur Qualitätssicherung teilzunehmen. Diese gibt es in Form der Mindestmengenregelung, aber auch durch strukturierte Qualitätsberichte und durch die Qualitätskontrollen des medizinischen Dienstes. Zu diesem Zweck werden Daten zu den Krankenhausbehandlungen erhoben und statistisch ausgewertet. Anhand von Qualitätsmerkmalen werden Krankenhäuser bundesweit miteinander verglichen. Solch einen Vergleich hat die AOK im Jahr 2018 durchgeführt; im weiteren Verlauf wird näher darauf eingegangen.[1]

Ziel dieser wissenschaftlichen Hausarbeit ist es, die Vor- und Nachteile des Gesetzes der Mindestmengenregelung deutlich zu machen und zu überprüfen, ob dieses Gesetz auch tatsächlich zur Qualitätssicherung im Gesundheitswesen dient.

---

[1] Vgl. AOK Qualitätssicherung

1.1. Grundlagen und Definition

„Mindestmengenregelungen, also bestimmte Untergrenzen für Leistungsmengen in der stationären Versorgung, sind ein wichtiges Instrument der Qualitätssicherung bei hochkomplexen Leistungen."[2] Mit diesem Satz wird von der AOK die Mindestmenge beschrieben.

Die Mindestmengenregelung basiert auf der Gesetzesgrundlage nach §137 Absatz 1 Satz 3 Nr. 3 SGB V aus dem Jahr 2004 und hat damit den Grundstein der strukturierten Qualitätssicherung in Deutschland begründet. Mehreren Studien, unter anderem durchgeführt in den USA und in Deutschland, haben ergeben, dass erbrachte Leistungen in Abhängigkeit mit der Anzahl der Durchführung eines Arztes bzw. Krankenhauses zu einer höheren Qualität des Behandlungsergebnis führen.

Ausschlaggebend war dabei ein Leitartikel vom 04. April 2000 in der Washington Post unter dem Titel „To Err is Human". Übersetzt: „Sich zu irren ist Menschlich". Die Schlussfolgerung des Berichtes war, dass 98.000 Amerikaner durch medizinische Fehler zu Tode gekommen waren. Diese Zahl entsprach zu dem Zeitpunkt einer höherenRate als die Todesfälle durch Brustkrebs oder AIDS. Der Artikel hat weltweit für Aufsehen gesorgt und die Forderung nach der Einführung einer Qualitätssicherung nach sich gezogen.[3]

In den USA führte der Artikel zu einer Gründung einer Initiative (LEAPFROG-Initiative), die sich zur Aufgabe gemacht hat offenbar vermeidbare Fehler zu identifizieren und zu reduzieren. Die Verbesserung der Patientensicherheit stand dabei im Vordergrund. Diese Einführung eines solchen Gedanken führte zu einem gewaltigen Fortschritt (Engl: „leap") im amerikanischen Gesundheitswesen. In den mehreren durchgeführten wirtschaftlichen Analysen, nach Etablierung der Initiative, wurde festgestellt, dass nicht nur die Qualität der Patientenversorgung gesteigert wurde, sondern zusätzlich noch beträchtliche Mengen an Geld eingespart wurde. Diese Ergebnisse fanden auch in Deutschland starke Beachtung.[4]

Mit der Einführung der Mindestmengenregelung im Jahr 2004, wurde auch der Gemeinsame Bundesausschuss (G-BA) gegründet. Der G-BA als oberstes Gremium der gemeinsamen Selbstverwaltung von Ärzten, Zahnärzten und

---

[2] Vgl. AOK Mindestmengen
[3] Vgl. Boschweiler (2005), S.11
[4] Vgl. Boschweiler (2005), S.11

Krankenkassen in Deutschland legt konkrete Leistungen für Versicherte und Patienten rechtsverbindlich fest. Die entsprechenden Richtlinien werden im Auftrag des Gesetzgebers definiert und veröffentlicht, damit eine zweckmäßige und wirtschaftliche Gesundheitsversorgung, wie sie im Fünften Sozialgesetzbuch definiert ist, gewährleistet wird. Überprüft wird der G-BA vom Bundesministerium für Gesundheit.[5]

2. Historische Entwicklung

Die Mindestmengenregelung findet ihren Ursprung im Jahre 1989 mit dem Gesundheitsreformgesetz. Es wurde eine verpflichtende Teilnahme an der Maßnahme zur „Qualitätssicherung bei zugelassenen Krankenhäusern" im § 137 SGB V eingefordert; die praktische Umsetzung blieb allerdings ohne Konsequenz. Eine vergleichende Qualitätssicherung sollte durch die Gesundheitsreform im Jahr 2000 eingeführt werden. Allerdings nur verpflichtend für die stationäre Krankenhausversorgung.[6]

Durch das Fallpauschalengesetz und das Krankenhausentgeltgesetz welches am 24.02.2002 in Kraft trat, wurden zwei weitere Gesetze relevant für die Qualitätssicherung.[7]

Entsprechende Gesetze zur Einführung von Qualitätssicherungsmaßnahmen im Gesundheitswesen hat die Politik dann Anfang Dezember 2003 gemäß § 137 Abs. 1 Satz 3 Nr. 3 SGB V eingeführt und forderte einen strukturierten Qualitätsbericht der Krankenhäuser im allgemeinen und über fünf beschlossene Mindestmengen, welche in einem Katalog aufgelistet wurden: Leber- und Nierentransplantation, komplexe Eingriffe an Speiseröhre und der Bauchspeicheldrüse sowie Stammzelltransplantation. Diese fünf Indikationsgebiete sollten erstmals durch Qualitätsberichte von den Krankenkassen veröffentlich werden, um eine Transparenz zu ermöglichen. In den Berichten sollten die Anzahl der Patienten, die Art der Leistung und die Ergebnisqualität bei den Patienten dokumentiert werden. Wurden die Mindestmengen der einzelnen Behandlungen nicht erreicht, konnte das Krankenhaus diese Leistungen nicht mehr mit der gesetzlichen Krankenhasse abrechnen. Hintergrund des Gesetzes war es, Leistungen nur noch in Krankenhäusern durchführen zu lassen, die über umfassende Erfahrungen

---

[5] Vgl. G-BA
[6] Vgl. Lutz, K. (2010), S.4
[7] Vgl. Lutz, K. (2010), S.4

verfügen. Das Ziel dieses Gesetzes war es, eine Verbesserung der Ergebnisqualität zu erreichen.[8]

Außerdem wurde durch den § 137 Abs. 1 Satz 3 Nr. 3 SGB V eine gemeinsame Selbstverwaltung des Gesundheitswesens gebildet, bestehend aus den Spitzenverbänden der gesetzlichen Krankenkassen und der privaten Krankenkassen, sowie der Deutschen Krankenhausgesellschaft. Diese hatten zur Aufgabe, Mindestmengen für planbare Eingriffe im Krankenhaus festzusetzen, welche die Qualität des Behandlungsergebnisses in Abhängigkeit von der Menge der erbrachten Leistung eines Arztes oder Krankenhauses stehen mit den dazugehörigen Ausnahmetatbestände. Durch das GKV-Modernisierungsgesetz wurde die Zuständigkeit für die Fortschreibung an dem am 01. Januar 2004 neu gegründeten Gemeinsamen Bundesausschuss übertragen.[9]

Als Folge der Einführung von Mindestmengen befasste sich der 107. Bundesärztetag in Bremen vom 18. bis 21.05.2005 über die positiven und negativen Aspekte, die eine Mindestmengenregelung mit sich bringen könnte. Einerseits würden die Versorgungsergebnisse der Patienten deutlich besser werden, da diese nur noch von erfahrenden und routinierten Ärzten behandelt werden würden. Andererseits könnte die Einführung der Mindestmengen eine Einschränkung der flächendeckenden Versorgung in Deutschland bedeuten.[10]

Der gemeinsame Bundesausschuss hat gemäß § 136b Absatz 1 Satz 1 Nummer 2 SGB V für nach § 108 SBG V zugelassene Krankenhäuser in der Fassung vom 20. Dezember 2005, veröffentlicht 2006 im Bundesanzeiger, die Mindestmengenregelung (Mm-R) in einem Katalog für planbare Leistungen beschlossen. Diese sollen die Qualität der Behandlungsergebnisse in Abhängigkeit von der Menge der erbrachten Leistung des Arztes bzw. Krankenhauses je Standort stehen.[11]

Am 21. Februar 2008 beschloss der Gemeinsame Bundesausschuss eine Erweiterung der Richtlinie für die ambulante Behandlung im Krankenhaus nach § 116b SGB V. Diese spezielle Behandlung durfte ebenfalls nur erbracht werden, wenn die geforderte Mindestanzahl im Jahr zuvor erbracht worden ist.[12]

---

[8] Vgl. Lutz, K. (2010), S.4
[9] Vgl. Lutz, K. (2010), S.5
[10] Vgl. Bollschweiler, E; Hölscher, A.H. (2005), S12
[11] Vgl. GBA Mindestmengen
[12] Vgl. Lutz, K. (2010), S.5

Für die Zulässigkeit der Leistungserbringung muss für das nächste Jahr eine Prognose mit einer mengenmäßigen voraussichtlichen Erwartung dargelegt werden. Diese Mitteilungspflicht der Prognose wurde am 01. Januar 2018 beschlossen. Darauf wird im Kapitel 3.1 Dokumentation näher eingegangen.[13]

Ab 2020 legen die Kliniken die Fallzahlen nicht mehr schriftlich vor, sondern sollen über ein Software-Modul werden die Zahlen der Behandlungen automatisch abgefragt.[14]

3. Mindestmengen in Krankenhäusern

Wie man anhand der Tabelle erkennt, gelten bis heute acht planbare komplexe stationäre Behandlungen, die unter die Mindestmengenverordnung fallen. Sieben davon haben eine Mengenvorgabe, die in der Tabelle einzusehen sind. Wenn man von der Herzchirurgie spricht, meint man vorrangig die Koronarchirurgischen Eingriffe wie zum Beispiel: eine Herzkatheter Untersuchung. Die Aufnahme in den Katalog erfolgte vorerst ohne die Festlegung einer konkreten Mindestmenge.[15]

TABELLE 1

Mengenvorgaben der Mindestmengenverordnungen 2004 bis 2012: Mindestmengen je Krankenhaus und Jahr

Eingriffsart	2004	2006	2008	2010	2012
komplexe Eingriffe am Organsystem Ösophagus	5	10	10	10	10
komplexe Eingriffe am Organsystem Pankreas	5	10	10	10	10
Nierentransplantation	20	25	25	25	25
Lebertransplantation	10	20	20	20	20
Stammzelltransplantation	12	25	25	25	25
Knie-Totalendoprothese	–	50	50	50	50*
Herzchirurgie	–	–	–	–	-
Früh- und Neugeborene mit einem Geburtsgewicht von < 1 250 g	–	–	–	14	14

*für das Jahr 2012 ausgesetzt

Abbildung 1 Mengenvorgabe im Krankenhaus

Deutlich zu erkennen sind auch die einzelnen Jahre, in denen die Mindestmengen aufgelistet werden und die erforderlichen Mindestmengen. Im Jahr 2004, das

---

[13] Vgl. BGA Beschluss
[14] Vgl. Science Media Center
[15] Vgl. G-BA Regelung

Gründungsjahr der Mindestmengenregelung, zeigt, dass mit fünf Eingriffsarten begonnen wurde. Auch die Anzahl im Jahr 2004 ist noch geringer gehalten, um überhaupt einen Überblick zu bekommen, welche Krankenhäuser dafür geeignet waren. 2006 folgte eine Erhöhung der erforderlichen Durchführungen. Bei den komplexen Eingriffen am Ösophagus (Speiseröhre) und Pankreas (Bauchspeicheldrüse) oder auch Lebertransplantationen wurde die Anzahl erhöht. Neu eingeführt wurde im Jahr 2006 die Knie-Totalendoprothese (ein künstliches Kniegelenk) mit einer durchzuführenden Leistung von 50 Eingriffen in einem Kalenderjahr. Diese Anzahl wurde bis heute (2020) nicht verändert. Im Jahr 2008 hat das Institut für Qualitätssicherung und Transparenz im Gesundheitswesen einen Bericht über den Zusammenhang zwischen Leistungsmenge und Ergebnis bei der Versorgung von Früh- und Neugeborenen mit sehr geringem Geburtsgewicht vorgelegt, welcher von den gesetzlichen Krankenversicherungen und relevanten Fachgesellschaften befürwortet wurde. Deshalb wurde am 17.Dezember 2009 der Eingriff Früh- und Neugeborene mit einem Geburtsgewicht von unter 1250 Gramm in den Katalog mit aufgenommen. Diese Behandlung ist nur selten planbar, da es sich dabei um Frühgeburten handelt.[16]

Wichtig zu unterscheiden ist auch, dass bei den Behandlungen „Stammzelltransplantation" und „Komplexe Eingriffe am Organsystem Ösophagus" nur für stationäre Einrichtungen gilt, die keine Kinder in diesen Eingriffen behandeln. Kinder sind in beiden Arten nicht von der Mindestmengenregelung betroffen.[17]

Alle komplexen Behandlungen werden im Katalog noch in weitere Eingriffsarten unterteilt. So gehört bei den Lebertransplantationen auch die Teilleber-Lebendspende dazu. Hierbei ist zu beachten, dass nicht alle Krankenhäuser alle genannten gelisteten OPS Codes zu den einzelnen Eingriffsarten anbieten. So kann ein Krankenhaus, welches Lebertransplantationen anbietet, keine Abrechnung mit dem OPS Code zu Teilleber-Lebendspende durchführen. OPS Codes sind Operation- und Prozedurenschlüssel, um die geleistete Behandlung mit den Krankenkassen abrechnen kann. Diese werden festgelegt vom Deutschen Institut für medizinische Dokumentation und Information (DIMDI).[18]

---

[16] Vgl. Lutz, K. (2010), S. 10
[17] Vgl. AOK Bundesweite Transparenzliste
[18] Vgl. DIMDI

3.1. Dokumentation

Um eine Berechtigung zur Leistungserbringung zu er- oder behalten muss der Krankenhausträger den Landesverbänden, den Krankenkassen und den Ersatzkassen jährlich eine Prognose für das kommende Kalenderjahr vorlegen. Die Prognose ist eine Darstellung von berechtigten mengenmäßigen Erwartungen. Eine berechtigte mengenmäßige Erwartung liegt gemäß §136b Absatz 4 Satz 4 SGB V vor, wenn das Krankenhaus im vorausgegangenen Kalenderjahr die vorgeschriebenen Mindestmenge pro Standort erreicht hat. Die voraussichtliche Leistungserwartung wird anhand verschiedener Faktoren definiert wie zum Beispiel die Leistungsmenge des vorausgegangenen Jahres, der personellen oder auch strukturellen Veränderung. Die Prognose muss bis spätestens zum 7. August eines Kalenderjahres übermittelt werden.[19]

Nach Einreichung der Prognose haben die Landesverbände der Kranken- und Ersatzkassen bis zum 7. Oktober des laufenden Kalenderjahres Zeit, diese zu prüfen und ein Ergebnis schriftlich oder elektronisch mitzuteilen. Wird ein negatives Ergebnis ausgeteilt wird, bedeutet dies, dass das Krankenhaus die Leistungserbringung nicht mehr anbieten kann.[20]

Wenn ein positiver Entscheid vergeben worden ist, ist das Krankenhaus verpflichtet eine Datenlieferung dreimal jährlich pro Standort an die Landesbehörden mitzuteilen. Diese erfolgt am 15. Mai, 15. August und am 15. November. Hintergrund der Datenlieferung ist die Auswertung der geleisteten Behandlungen. Diese werden im Auftrag des G-BA mit Hilfe einer speziellen Softwarespezifikation erhoben und an das Institut für Qualitätssicherung und Transparenz im Gesundheitswesen (IQTIG) überreicht. Das IQTIG überprüft ob das Krankenhaus in den ersten sechs Monaten des Jahres mindestens die Hälfte der Mindestmengenvorgabe erreicht hat. Zum Beispiel bei der Lebertransplantation, müssen bis zum 01.07. eines Jahres mindestens zehn Eingriffe durchgeführt worden sein. Erfolgte dies nicht, müssen in einer Stellungnahme Ausnahmetatbestände nachgewiesen werden. Ausnahmetatbestände könnten zum Beispiel Personalmangel oder strukturelle Veränderungen wie ein Umbau des Operationstraktes sein. Wie der weitere Vorgang bei solchen Ausnahmetatbeständen gehandhabt wird, wird in der Auseinandersetzung näher eingegangen.[21]

---

[19] Vgl. GBA Regelung
[20] Vgl. GBA Regelung
[21] Vgl. GBA Regelung

3.2. Ausnahmeregelung für Covid-19

Mit Beginn der Pandemie Covid-19 wurde vom Gemeinsamen Bundesausschuss am 27. März 2020 ein Beschluss veröffentlich, welcher das Vorgehen der Dokumentation in einer Ausnahmesituation und die Einhaltung der Mindestmengenregelung beschreibt.[22]

In diesem Beschluss wurde die Verpflichtung zu den drei unterjährigen Datenlieferung zum 15. Mai, 15. August und 15. November für das Erfassungsjahr 2020 ausgesetzt. Außerdem wurde die Einhaltung der Mindestmengen bis auf weiteres pausiert, damit sich die Krankenhäuser vorrangig um die Covid-19 Patienten kümmern kann. Da die Leistungen, die im Katalog für Mindestmengen beschrieben sind, meistens planbar sind und eine intensivpflichtige Betreuung im Nachhinein benötigen, wurde diese weitesgehend abgesagt oder verschoben, um Intensivbetten freizuhalten.[23]

Außerdem gilt für Krankenhäuser eine Unterschreitung der Dokumentationsrate als unverschuldet, wenn es als Folge der Covid-19 Pandemie zu kurzfristigen nothilfe-, krankheits- oder quarantänebedingten Personalausfällen oder durch stark erhöhten Patientenanzahl zu einem flexiblen Personaleinsatz kommt. Sprich, die Krankenhäuser müssen in Zeiten der Corona-Pandemie die Einhaltung der Personalmindestmengen nicht beachten.[24]

Die Qualitätsberichte für das Jahr 2019 muss in Folge der Covid-19-Pandemie keine Vollständigkeit nachweisen. Außerdem werden die Qualitätskontrollen des MDKs bis zum 31.10.2020 nicht durchgeführt.[25]

Die Covid-19-Pandemie hat im Gesundheitswesen zu wesentlichen Einschränkungen geführt. Ob diese dem Krankenhaus zu Gute kommen oder sich eher negativ auswirken, bleibt dabei unklar.

4. Begleitforschung und Auswirkung der Mindestmengenregelung

In der ersten Fassung zu der Mindestmengenvereinbarung wurde verankert, dass es eine wissenschaftliche Begleitung der Mindestmengenregelung erforscht werden soll, mit dem Hintergrund negative Auswirkungen anhand einer Studie

---

[22] Vgl. GBA Beschluss
[23] Vgl. GBA Beschluss
[24] Vgl. GBA Beschluss
[25] Vgl. GBA Beschluss

deutlich zu machen. Deshalb hat der Gemeinsame Bundesausschuss im Dezember 2005 drei Forschungsinstitute den Auftrag erteilt, eine Evaluation zu den Auswirkungen der Mindestmengenvereinbarung durchzuführen. Nach zwei Jahren Forschung wurde diese veröffentlicht. Die Fragestellung der Forschung zielte auf die Auswirkung der Vorschrift auf die Ergebnisqualität, Patientenversorgung und Struktur eines Krankenhauses ab.

Als Datengrundlage diente der verpflichtende Krankenhausqualitätsbericht, in dem alle mindestmengenrelevante Eingriffe dokumentiert und veröffentlicht wurden.[26]

4.1. Auswirkungen auf die Versorgungsstruktur

Die Auswirkung auf die Versorgungsstruktur war je nach Mindestmenge unterschiedlich. Ein Ergebnis der Forschung war, dass 2004 bundesweit 485 von 1.710 Akutkrankenhäuser mindestens einer Mindestmengen unterlagen. Das waren circa 28,4 %. Von insgesamt 23.128 Fällen wurde 736 Fälle von Krankenhäusern behandelt, wo die Abteilung der vorgeschriebenen Mindestmengenanzahl nicht erreicht hatte. Das Ergebnis von den wenigen Krankenhäusern, die aus der Versorgung ausgeschiedener waren, fiel deutlich geringer aus als erwartet.[27]

Aufgrund der Einführung der Mindestmengen hat sich in der Krankenhausplanung des jeweiligen Bundeslandes einiges verändert. Einige Krankenhäuser mussten sich spezialisieren, um Eingriffe weiter anbieten zu können, andere Abteilungen schließen, da die Mindestmenge nicht erreicht worden war. Diese Veränderung führte unter anderem zu längeren Fahrtwegen der Patienten. Aufgrund dessen hat die Bertelsmann Stiftung ein Berliner Institut für Gesundheits- und Sozialforschung (IGES) beauftragt, die durchschnittliche Fahrdauer zu berechnen. Bei der Studie zeigte sich eine minimale Veränderung von nur zwei bis fünf Minuten. Somit wurde die Befürchtung der Patienten, längere Fahrzeiten für eine Behandlung in einem spezialisierten Krankenhaus, nicht bestätigt. *"Den Bürgern muss bewusst werden, dass sie bei planbaren Operationen in Fachabteilungen mit vielen Fällen und viel Erfahrung die bessere Versorgung bekommen"*, so Brigitte Mohn, Vorstand der Bertelsmann Stiftung.[28]

---

[26] Vgl. Lutz, K. (2010), S. 11
[27] Vgl. Lutz, K. (2010), S. 11
[28] Vgl. Weiße Liste

Diese Abbildung wurde aus urheberrechtlichen Gründen von der Redaktion entfernt.

Abbildung 2 Fahrzeitensimulation

Die Bertelmanns Stiftung hat eine Simulation erstellt, bezüglich der generellen Fahrzeiten und deren Veränderung bei Einführung von Mindestmengen. Diese zeigt den Zusammenhang zwischen den Fallzahlen und Ergebnisqualität. Unterteilt ist die Simulation in die einzelnen Eingriffsarten. Bei dieser Abbildung sind drei komplexe Behandlungen gelistet, die noch keiner Mindestmengenregelung unterliegen, wie die Hüftprothese, die Prostata-Entfernung und der Herz-Bypass. Hierbei soll es sich ausschließlich um eine Simulation handeln, wenn Mindestmengen eingeführt werden. Deutlich zu sehen ist, dass eine nachgewiesen gute Qualität nicht mit einer wesentlichen Erhöhung der Fahrzeit einhergeht. Bei zwei der eventuell eingeführten Eingriffsarten, handelt es sich um eine Minute Fahrweg mehr. Die Weiteren sind mit zwischen zwei bis drei Minuten aufgeführt.[29]

---

[29] Vgl. Faktencheck Gesundheit

4.2. Auswirkungen auf die Krankenhäuser

Für die Krankenhäuser kann die Einführung der Mindestmengenregelung sowohl positive als auch negative Folgen haben. Viele Krankenhäuser, die vorab schon die Mindestanzahl erreicht hatten, haben nun die Möglichkeit sich mehr zu spezialisieren. Auch eine spürbare Auswirkung auf die ärztliche Weiterbildung stehen im Vordergrund. Die höhere Qualität und steigende Erfahrung bringt mehr Sicherheit für die Patienten.[30]

Andererseits kann der Verlust von einer Fachabteilung einen gravierenden Einschlag in die Abrechnung mit den Krankenkassen ergeben. Leistungen dieser Art können nicht abgerechnet werden und der Krankenhausträger verliert an Umsatz. Dies führt nicht automatisch zum Kliniksterben, würde jedoch eine Umstrukturierung bedeuten. Kooperationen mit anderen Krankenhäusern wäre ein Beispiel einer Umstrukturierung. „Bündelung von Kapazitäten und Kooperationen zwischen den Kliniken ermöglichen mehr Spezialisierung und größere Behandlungsvolumina. Dieser Weg sollte im Sinne der Patienten konsequent gegangen werden". So Prof. Dr. Jonas Schreyögg, Leiter Hamburg Center für Health Economics an der Universität Hamburg.[31] Die Grund- und Notfallversorgung ist nicht betroffen, wenn die Spezialisierung auf planbare Eingriffe beschränkt werde.[32]

Die Bertelsmann Stiftung hat eine Simulation erstellt, welche zeigt, wie sich die Mindestmengeneinführung auf die leistungsberechtigten Kliniken auswirken. Auf der Abbildung 3 ist zu erkennen, wie viele leistungsberechtigte Krankenhäuser bereits mindestmengenpflichtige Behandlungen anbieten. Der zweite Balken zeigt an, wie viele Krankenhäuser noch die Berechtigung beibehalten würden, wenn die Mindestmengenanzahl bei 20 Behandlungen im Jahr läge. Mit dem letzten Balken ist simuliert, wie sich die Kliniken verringern, wenn die Zahl der Eingriffe angehoben werden auf 40 Stück in einem Kalenderjahr.[33]

Im Kapitel „Auseinandersetzungen" wird später noch darauf eingegangen, dass viele Bürger Bedenken haben, dass ihr Wunschkrankenhaus solch eine Behandlung nicht mehr anbieten könnte und auch ein eventuelles Kliniksterben verursacht. Die Abbildung 3 zeigt jedoch, dass zwar einige Kliniken diesen Eingriff

---

[30] Vgl. Lutz, K. (2010), S.14
[31] Vgl. Faktencheck Gesundheit
[32] Vgl. Weiße Liste
[33] Vgl. Faktencheck Gesundheit

nicht mehr anbieten könnten, jedoch mehr als die Hälfte die Berechtigung beibehalten, selbst wenn die Mindestmenge bei ca. 40 Eingriffe liegen würde. Siehe Herz-Bypass, Herzklappen mit und ohne TAVI (transcatheter aortic valve implantation).[34]

Diese Abbildung wurde aus urheberrechtlichen Gründen von der Redaktion entfernt.

Abbildung 3 Simulation Leistungsberechtigte Krankenhäuser

Das Bundessozialgericht hat passend dazu ein Urteil am 18. Dezember 2012 veröffentlicht: *„Planbar ist eine Leistung, [...] welche die dafür vorgesehenen Krankenhaus-Zentren in der Regel medizinisch sinnvoll und für die Patienten zumutbar erbringen können. Erforderlich ist, dass die Aufnahme und Durchführung gebotener stationärer Behandlung in einem Zentrum – trotz ggf. längerer Anfahrt – unter Berücksichtigung zu überwindenden räumlichen und zeitlichen Distanzen ohne unzumutbares Risiko für die Patienten erfolgen kann."* [35]

5. Auseinandersetzung

Seit der Einführung der Mindestmengenregelung gibt es unterschiedliche Meinungen über Resultate und Auswirkungen. Daraufhin hat die AOK Hessen eine Bevölkerungsbefragung „Qualität in der stationären Versorgung 2017"

---

[34] Vgl. Faktencheck Gesundheit
[35] Vgl. BSG Urteil

durchgeführt. Hierfür wurden 1000 Bundesbürger repräsentativ nach Alter, Geschlecht und Bundesland befragt.[36]

Nicht nur Mediziner halten eine Ausweitung der Mindestmengenregelung für sinnvoll. Auch die Bundesbürger wünschen sich das.

86 Prozent
der Deutschen **begrüßen**
Mindestmengenregelungen
in Krankenhäusern.

52 Prozent
der Befragten haben die Sorge,
dass für viele der **Weg zum**
Krankenhaus weiter wird.

80 Prozent
der Deutschen sind davon
überzeugt, dass **mehr**
Routine bei komplizierten
Operationen zu besseren
Behandlungsergebnissen führt.

50 Prozent
befürchten, künftig nicht
mehr in ihrem **Wunsch-**
krankenhaus behandelt
werden zu können.

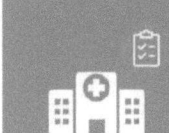

94 Prozent
der Befragten würden sich eher
für eine Klinik entscheiden,
die eine **Mindestzahl**
an Operationen und
Behandlungen nachweisen
kann.

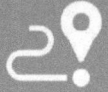

75 Prozent
der Befragten würden für einen
Eingriff **einen weiteren Weg in eine**
Klinik in Kauf nehmen, wenn sie
dadurch eine nachweislich bessere
Behandlungsqualität erwarten können.
Im Schnitt 132 Kilometer.

Copyright - AOK - Die Gesundheitskasse

Abbildung 4 Bevölkerungsbefragung

Deutlich zu sehen ist, dass 86% der Deutschen die Mindestmengenregelung in Krankenhäusern begrüßen. Bislang gibt es zurzeit nur in sieben Leistungsbereichen eine Mindestmenge. Damit Deutschland im internationalen Qualitätsvergleich mithalten kann, fordern die Krankenkassen weitere Mindestmengen, für zum Beispiel komplizierte Lungen- oder Brustoperationen. Auch die Bevölkerung sieht darin einen positiven Effekt. Rund 80% sind davon überzeugt, dass mehr Routine zu geringeren Komplikationen führen. Das nur ein gut durchgespielter Ablauf zu einer optimalen Behandlungsqualität führt, bejahen 67% der Befragten. In der Altersgruppe von den über 60-jährigen stimmen 79% der Aussage zu.[37]

Nicht nur Vor-, sondern auch Nachteile sehen die Bundesbürger durch die Mindestmengenregelung. So sehen 52% mit Sorge, dass der Weg zu einem benötigten Krankenhaus länger wird. Jeder zweite Bürger befürchtet eher, dass eine Behandlung in seinem Wunschkrankenhaus nicht mehr möglich sei. Und fast genauso viele Befragte, könnten sich eine Massenschließung von

---

[36] Vgl. Presseportal
[37] Vgl. Presseportal

Krankenhäusern beziehungsweise Fachbereichen vorstellen. Auch die fehlenden Fachärzte, durch die Abwanderung in spezialisierte Kliniken, sind für die Bevölkerung eher von Nachteil.[38]

"Patienten, die sichergehen wollen, in einem Krankenhaus mit großer Behandlungsroutine operiert zu werden, können sich schon heute auf der Weißen Liste informieren, die wir auch auf unserer Website bereitstellen. Dort finden sie beispielsweise Angaben über die Zahl der Behandlungsfälle und die Mindestmengenregelung für rund 2000 Krankenhäuser in Deutschland." - Dr. Roland Strasheim, Hauptabteilungsleiter Krankenhaus-Rehabilitation-Fahrkosten der AOK Hessen.[39]

Auch in dem Artikel „Warum wir Mindestmengen brauchen – ausnahmslos!", von der GKV Zeitschrift „90Prozent", befürwortet der GKV-Spitzenverband auf Grundlage der Veröffentlichung von Nimpsch und Mansky 2016 die Mindestmengenregelung in Deutschland. Nimpsch und Mansky verdeutlichen die Relevanz des Themas. Das Risiko an Komplikationen nach einem hochkomplexen Eingriff zu versterben ist nachgewiesen signifikant höher in einem Krankenhaus, welches die Mindestmenge nicht erfüllt.[40]

Jedoch besteht bei der Einführung von Mindestmengen die Schwierigkeit einer Grundrechtsabwägung zwischen der Berufsfreiheit der Krankenhäuser und dem Gemeinwohl. Dies wurde durch das Bundessozialgerichtsurteil (B 1 KR 15/15 R Rn 40, B 1 KR 15/15 R Rn 42) zugunsten des Patientensicherheit vorgenommen. In dem Urteil steht, dass der Gemeinsame Bundesausschuss über die Vergütung bestimmter Gesundheitsleistungen Beschlüsse urteilen darf.[41]

Der GKV-Spitzenverband setzt die Mindestmengen als Instrument zur Qualitätssicherung ein. Jedoch wird eine einfache, binäre Entscheidung getroffen, basierend auf den Fakten der tatsächlich erbrachten Leistungszahlen. Dabei gibt es keine Abstufungen, kein „besser" oder „schlechter", sondern ausschließlich eine Einteilung nach „erreicht" oder „nicht erreicht". Die einzelnen Eingriffe und deren Abläufe wird nicht berücksichtigt. Auch bei der Konsequenz gibt es keine Einstufungen. Das Krankenhaus erhält entweder eine berechtigt oder nicht. Doch

---

[38] Vgl. Presseportal
[39] Vgl. Presseportal
[40] Vgl. Nimpsch und Mansky
[41] Vgl. Medcontroller

wie viele Eingriffe sind notwendig, um zu sagen, dass es ausreichend ist für eine effektive Qualitätssicherung?[42]

Das Institut für Qualität und Transparenz im Gesundheitswesen hat in seinem Qualitätsbericht von 2015 ein Ergebnis geteilt, dass bei weniger als 20 Eingriffe pro Jahr die Qualität nicht mehr messbar wäre. Es müsse für eine statistisch belastbare Bestimmung von Qualität eine höhere Mindestanzahl erforderlich sein. Seit 2006 (außer Versorgung von Neugeborenen (2014)) bis heute liegen drei Eingriffsarten unter dieser Grenze.[43]

Mit dem Krankenhausstrukturgesetz im Jahr 2016 erfolgte eine Anpassung der Mindestmengenregelung im Fünften Sozialgesetzbuch. Damit sollte die Durchsetzung der Mindestmengen vorangebracht werden, hat jedoch ein Schlupfloch für Träger erschaffen, die die Leistung nicht erbringen können. Denn durch die neu eingeführte Ausnahmeregelung „nachgewiesene gute Qualität" können die Eingriffe weiter durchgeführt werden, ohne die Mindestmenge erreicht zu haben. Wie kann mit einer nicht Erfüllung der Mindestmengen, bei einer schon zu niedrigen Mindestanzahl noch Qualität gemessen werden? Mit einer deutlichen Anhebung der Mindestmenge. Diese müsste auch deutlich höher angesetzt werden, als den pro Leistung erforderlichen Schwellenwert. Laut dem Bericht des GKV-Spitzenverbandes würde die Schwelle etwa in einem Bereich zwischen 150 und 650 Fällen pro Jahr liegen. Wie viele Krankenhäuser würden diese Anzahl vorlegen können?[44]

Das Science Media Center (SMC) und die Weisse Liste haben eine Datenanalyse bezüglich: „Was ist die Bilanz der Mindestmengenregelung bis heute?" im Jahr 2017 veröffentlicht. In der Datenanalyse zeigt sich, dass 2017 459 von 1157 Krankenhäuser an der Mindestmengen-Versorgung teilnahmen und eine oder sogar mehrere Mindestmengen nicht erreichen. Das entspricht ungefähr einen Bundesdurchschnitt von ca. 39,7%. Wie in Abbildung 5 ersichtlich, machten im Jahr 2017 160 Kliniken deutschlandweit Ausnahmetatbestände geltend. Dies entspricht 13,8%. Die Unterschiede zwischen den einzelnen Bundesländern sind sehr groß. In Bremen sind es ganze 37,5% (drei von acht Krankenhäusern), welche die Ausnahmetatbestand geltend machen. Im Gegensatz dazu Thüringen, wo zwei von 35 Kliniken den Ausnahmetatbestand als Begründung der nicht

---

[42] Vgl. Artikel 90 Prozent
[43] Vgl. Artikel 90 Prozent
[44] Vgl. Artikel 90 Prozent

Erreichung nutzen. Aus den Zahlen der Studie leitet sich ab, dass zu viele Krankenhäuser die Voraussetzungen für die Durchführung solch komplexer Eingriffe nicht haben. Somit kann die Patientensicherheit nicht mehr gewährleitet werden.[45]

Diese Abbildung wurde aus urheberrechtlichen Gründen von der Redaktion entfernt.

Abbildung 5 Mindestmengen in Bund und Ländern

Auch der AOK-Bundesverband hat erstmals eine bundesweite Mindestmengen-Transparenzliste Ende 2019 veröffentlicht. In besagter Liste sind sämtliche Krankenhäuser gelistet mit den jeweiligen Leistungen, die die Häuser im Jahr 2020 erbringen dürfen. Voraussetzungen dafür waren die hinreichenden Fallzahlen innerhalb des gesamten Jahres 2018 und zwischen dem 01. Juli 2018 und 30. Juni 2019.[46]

Einzusehen ist die bundesweite Transparenzliste auf der AOK Internetseite oder als PDF. Die Liste ist unterteilt in die verschiedenen Eingriffsarten und Bundesländer. Dort sind alle Krankenhäuser für jedes Bundesland aufgelistet, welche die Eingriffsarten anbieten und wie viele Leistungsmengen in den unterschiedlichen Zeitvorgaben erbracht worden sind. In der Agenda werden noch die unterschiedlichen Farben erklärt. Wenn eine Klinik einen grünen Punkt hat, bedeutet dies eine positive Prognose. Ein blauer Punkt bedeutet eine erstmalige oder erneute Leistungserbringung. Ein gelber Punkt für die Berechtigung durch die Landesbehörde. Letzteres bedeutet, dass die Klinik einen Ausnahmetatbestand

---

[45] Vgl. Science Media Center
[46] Vgl. AOK Bundesweite Transparenzliste

genannt hat, als Erklärung für nicht Erreichung der Mindestmenge und dieses wurde von der Landesbehörde geprüft. Die Klinik hat also die weitere Befugnis, die Behandlung anzubieten. Vergleicht man die bundesweite Transparenzliste 2020 mit den Zahlen aus früheren Studien, kann man feststellen, dass immer weniger Krankenhäuser einen Leistungsverbot verordnet bekommen. Liegt dies an der Verbesserung der Qualität oder an der steigenden Zulässigkeit der Leistungserbringung durch die Landesbehörde, wenn ein Ausnahmetatbestand vorliegt?[47]

6. Fazit

Zusammenfassend kann festgestellt werden, dass es verschiedene Meinungen zu dem Thema Mindestmengenregelung gibt. Auf der einen Seite die Befürworter, auf der anderen Seite die Skeptiker. Weshalb ich mich für eine Mindestmengenregelung ausspreche, erläutere ich fortfolgend.

Nach gründlicher Auseinandersetzung mit dem Thema Mindestmengenregelung in Deutschland, habe ich viele Zusammenhänge mit der Ergebnisqualität und der Menge der durchgeführten Eingriffe sehen können. Diese wurden unter anderen mit Studien der Bertelsmann Stiftung oder der Transparenzliste der AOK auf Bundesebene dargestellt.

Langfristige Qualitätssicherung im deutschen Gesundheitswesen ist von enormer Bedeutung, wenn man sich die immer älter werdenden Bevölkerungsstruktur anschaut. Die Eingriffsarten, die schon einer Mindestmengenregelung unterliegen sind ein guter Anfang für die Patientensicherheit. Jedoch finde ich weitere Einführungen von hochkomplexen Eingriffen in den Mindestmengenkatalog für sinnvoll. Nicht nur um die Sterblichkeitsrate zu senken, sondern auch um Kosten zu minimieren.

In der heutigen Zeit hat die Wirtschaftlichkeit eines Krankenhauses einen hohen Stellenwert. Stationäre Behandlungen werden immer kürzer, ambulante Behandlungen vermeiden einen langen Krankenhausaufenthalt. Durch mehr Routine und Erfahrung kann auch die Behandlungszeit nach einem komplexen Eingriff so kurz wie möglich gehalten werden.

Um sicherzustellen, dass die Fehler bei einer Behandlung vermieden werden, dient die Mindestmengenregelung als ein Regulierungsinstrument.

---

[47] Vgl. AOK Bundesweite Transparenzliste

Allein ausreichend für einen internationalen Vergleich, reicht dies jedoch nicht aus. Qualität kann nicht nur durch Zahlen ausgedrückt werden, sondern sollte Hand in Hand mit anderen Messinstrumenten einhergehen.

7. Quellenangabe

7.1. Literaturverzeichnis

Braunschweiler, E; Hölscher, A.H., Mindestmengen in der Chirurgie, 1 Auflage, 2005, Aachen

Debus, Sebastian; Grundmann, Reinhart T., Versorgungsqualität in der operativen Medizin, 1 Auflage, 2020, Berlin

Lutz, Katrin, Mindestmengen- ein Regulierungsinstrument zur Qualitätssicherung, 2010, Norderstedt

7.2. Internetquellen

1. Vgl. AOK Qualitätssicherung, Begriff Qualitätssicherung abgerufen am 30.09.2020 unter: https://www.aok.de/gp/verwaltung/versorgungsqualitaet/gesetzliche-qualitaetssicherung aufgerufen am 30.09.2020

2. Vgl. AOK Mindestmengen, Begriff Mindestmengen abgerufen am 02.10.2020 unter: https://www.aok.de/gp/verwaltung/versorgungsqualitaet?region=aok-plusmindestmengen/index.html

3. Vgl. G-BA, Begriff Aufgaben G-BA abgerufen am 01.10.2020 unter: https://www.g-ba.de/downloads/17-98-2803/2018-12-04_G-BA_Flyer_Der_Gemeinsame_Bundesausschuss_DE_bf.pdf

4. Vgl. G-BA Mindestmengen, Begriff Mindestmengen abgerufen am 30.09.2020 unter: https://www.g-ba.de/downloads/62-492-2226/Mm-R_2020-07-16_iK-2020-08-13u2021-01-01_WZ-Seite-8.pdf vom 30.09.2020 um 13:14 Uhr

5. Vgl. GBA Beschluss, Begriff Corona-Pandemie abgerufen am 30.09.2020 unter: https://www.g-ba.de/beschluesse/4228/

6. Vgl. G-BA Regelung, Begriff Regelung Mindestmenge abgerufen am 27.09.2020 unter: https://www.g-ba.de/downloads/62-492-2226/Mm-R_2020-07-16_iK-2020-08-13u2021-01-01_WZ-Seite-8.pdf

7. Vgl. DIMDI, Begriff OPS Code abgerufen am 02.10.2020 unter:
    https://www.dimdi.de/static/de/klassifikationen/ops/kode-
    suche/opshtml2019/

8. Vgl. Faktencheck Gesundheit, Begriff Mindestmengen abgerufen am
    04.10.2020 unter: https://faktencheck-
    gesundheit.de/de/faktenchecks/krankenhausstruktur/ergebnis-ueberblick/

9. Vgl. Weiße Liste, Begriff Fahrzeit abgerufen am 03.10.2020 unter:
    https://www.weisse-liste.de/de/informationen/aktuelles/2016/weniger-
    operationsrisiken-fuer-patienten-in-spezialisierten-krankenhaeusern/

10. Vgl. BSG Urteil, Begriff BSG Urteil abgerufen am 28.09.2020 unter:
    https://www.awmf.org/fileadmin/user_upload/Die_AWMF/Arbeitskreis_Juri
    sten/2018-04/Roters_V_Mindestmengen_in_der_Medizin_–
    _Datenlage_und_Patientensicherheit_2018-04-06.pdf

11. Vgl. Presseportal, Begriff Bevölkerungsbefragung abgerufen am
    30.09.2020 unter:
    https://www.presseportal.de/pm/117410/3834460

12. Vgl. Artikel 90 Prozent, Begriff Mindestmengen abgerufen am 27.09.2020
    unter:
    https://www.gkv-
    90prozent.de/ausgabe/04/meldungen/04_mindestmengen/04_mindestme
    ngen.html

13. Vgl. Medcontroller, Begriff Mindestmengen abgerufen am 05.10.2020
    unter: https://www.medcontroller.de/2015/11/23/mindestmengen-fuer-
    fruehgeborene-bestaetigt/

14. Vgl. Science Media Center, Begriff Mindestmengen abgerufen am
    05.10.2020 unter: https://www.sciencemediacenter.de/alle-
    angebote/investigative/details/news/mindestmengen-im-krankenhaus-
    bilanz-und-neustart/

15. Vgl. AOK Bundesweite Transparenzliste, Begriff Transparenzliste abgerufen am 01.10.2020 unter:
https://www.aok.de/gp/verwaltung/versorgungsqualitaet/mindestmengen

16. Vgl. Nimpsch und Mansky, Begriff Mindestmengen und Versorgungsstruktur in Deutschland abgerufen am 05.10.2020 unter: https://aok-
bv.de/imperia/md/aokbv/veranstaltungen/dialog/2017_05_31_aok_im_dial og_ex.pdf

7.3. Bilderquellen

Abbildung 1: Mengenvorgaben im Krankenhaus, abgerufen am 29.09.2020 unter:
https://www.aerzteblatt.de/app/print.asp?id=161307

Abbildung 2: Fahrzeitensimulation, abgerufen am 30.09.2020 unter:
https://faktencheck-
gesundheit.de/de/faktenchecks/krankenhausstruktur/ergebnis-ueberblick/

Abbildung 3: Simulation Leistungsberechtigte Krankenhäuser, abgerufen am 04.10.2020 unter: https://faktencheck-
gesundheit.de/fileadmin/files/Faktencheck/Diagramme/Krankenhausstruktur/FCK H-Simulation-Kliniken.jpg

Abbildung 4: Bevölkerungsbefragung, abgerufen am 30.09.2020 unter:
https://www.presseportal.de/pm/117410/3834460

Abbildung 5: Mindestmengen in Bund und Ländern, abgerufen am 03.10.2020 unter: https://www.sciencemediacenter.de/alle-
angebote/investigative/details/news/mindestmengen-im-krankenhaus-bilanz-und-neustart

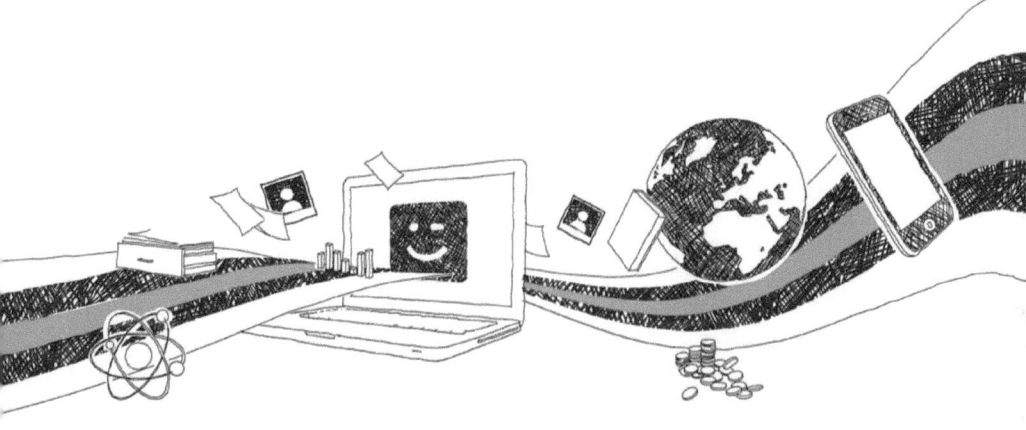
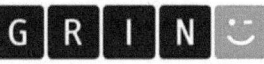